QUESTIONNAIRE CLINIQUE

Toulouse, imprimerie J. Pradel & Blanc.

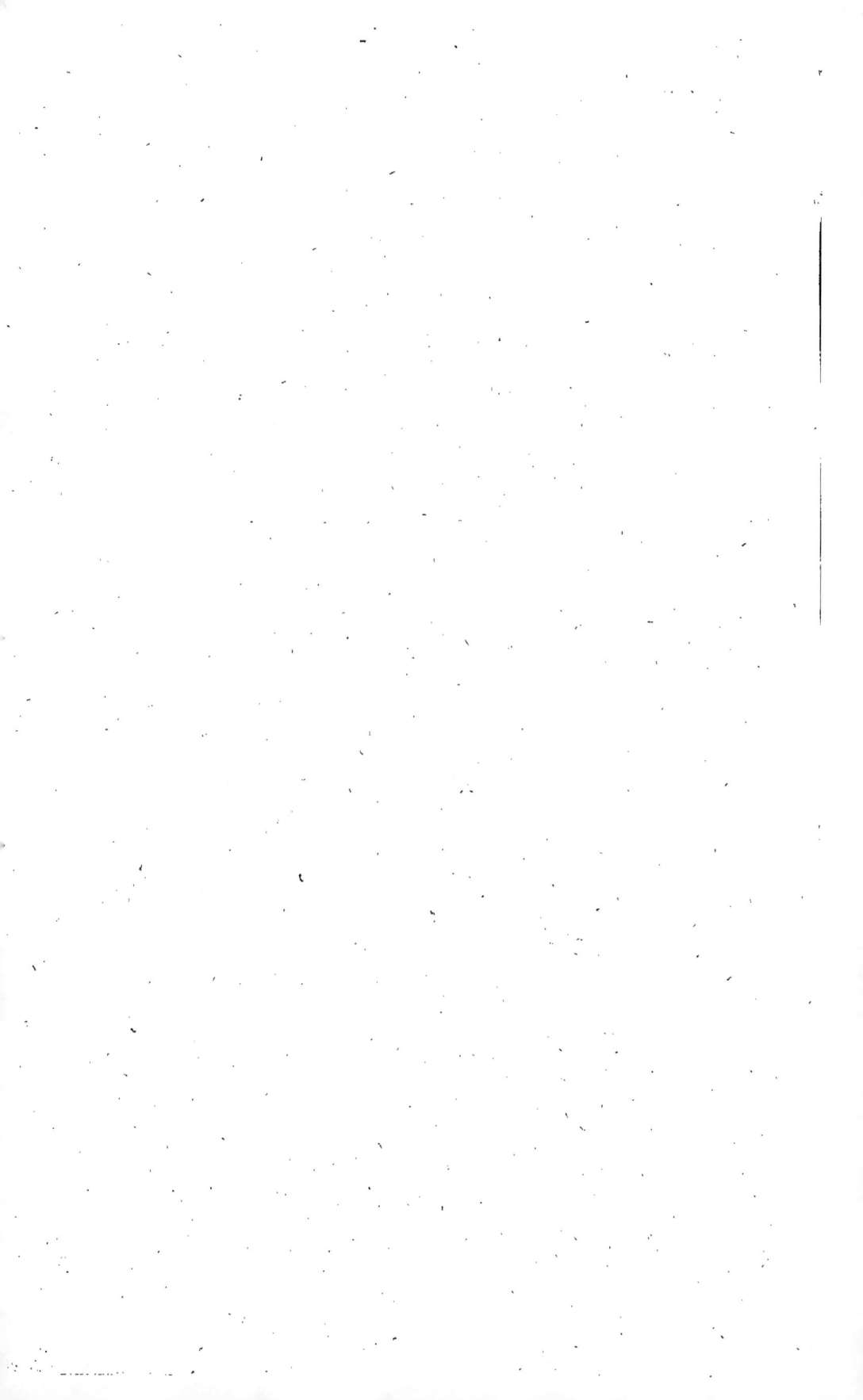

INTRODUCTION

AU

COURS DE CLINIQUE MÉDICALE

DE L'ANNÉE 1861 ET 1862

Par le Dr DESBARREAUX-BERNARD.

MESSIEURS,

Tous les ans, à pareille époque, le devoir nous ramène dans ce modeste amphithéâtre, vous pour apprendre, moi pour enseigner. Nos rôles sont donc parfaitement définis; songeons maintenant à les bien remplir.

Pour atteindre ce but, il est certaines conditions que nous devons réciproquement nous engager à remplir; le contrat que nous passons ensemble aujourd'hui nous rend solidaires, et j'aime à croire que vous souscrirez sans difficulté aux clauses qui le constituent.

Ces clauses, du reste, n'ont rien de bien effrayant et peuvent se résumer en deux mots : *travail*, *persévérance*, avec cette différence entre nous qu'elles n'engagent en rien votre responsabilité, tandis qu'elles engagent grandement la mienne; car, ne vous y trompez pas, Messieurs, le professorat, tel que nous le comprenons, est une grave mission; c'est une espèce d'apostolat qui consiste à transmettre aux élèves la parole des grands maîtres et à leur expliquer les difficultés de la science. C'est là son beau côté.

Mais, comme toutes les choses humaines, le professorat a ses petites misères, et, parmi ces petites misères, il est une nécessité qui fait notre désespoir, la nécessité de répéter tous les ans la même chose. C'est en vain que, pour vous rendre la science aimable, je cherche à varier les nuances, à changer de ton; je n'y puis parvenir, et mon instrument redit toujours la même note et le même refrain.

Vous allez juger de mon embarras; je dois nécessairement vous dire ce que c'est que la clinique : eh bien, j'ai beau faire, j'ai beau, comme le maître de philosophie de M. Jourdain, intervertir les mots de la définition classique, je suis obligé d'en revenir à la

1862

phrase consacrée, stéréotypée : *La clinique est cette partie de la médecine que l'on apprend au lit du malade*. Mon Dieu, la définition est excellente, je ne dis pas, mais il est fâcheux de n'avoir pas à son service, afin d'éviter la monotonie, dix manières différentes de l'exprimer. Il suit de là que ne pouvant varier la définition, nous ne pouvons en changer les corollaires; aussi vais-je, comme par le passé, indiquer à ceux d'entre vous qui les ignorent, les moyens à l'aide desquels on se met en rapport, non-seulement avec les malades, mais encore avec les maladies. Vous savez tous que le but définitif de la médecine est de reconnaître les maux qui assiègent l'humanité, de les déterminer, comme disent les botanistes, et de chercher, sinon à les guérir, du moins à les soulager. C'est là, du reste, une pensée toute hippocratique : *Medicus sufficiens ad morbum cognoscendum, sufficiens est ad curandum*, a dit le père de la médecine.

La grande difficulté, dans l'art que vous exercerez un jour, consiste donc à reconnaître les maladies, à reconnaître l'ennemi que vous serez appelé à combattre; c'est là le véritable problème à résoudre, et c'est à la science clinique que vous devez demander les moyens, comme on dit en mathématiques, de dégager l'inconnu.

L'un de ces moyens, celui qui se présente nécessairement et tout naturellement à l'esprit, c'est de questionner le patient, afin de connaître le siége, la nature et la cause de ses douleurs; c'est ce qu'on appelle *l'art d'interroger les malades*, c'est-à-dire l'art de rechercher une à une les conditions de la vie qui renferment le plus de causes prédisposantes ou occasionnelles.

Mais ne croyez pas, Messieurs, que cette recherche soit toujours simple et facile, surtout si vous voulez la mettre en pratique vite et bien. Il faut, pour parvenir à ce résultat, beaucoup de méthode et quelquefois beaucoup d'adresse. Il faut, d'abord, tâcher de vous emparer de l'esprit du malade, capter sa confiance, lui plaire surtout; et la chose est d'autant plus difficile, que l'on a souvent affaire à des caractères aigris par la souffrance. Pourtant, avec du tact et une patience à toute épreuve, vous finirez par vous emparer de la place, et alors vous pourrez commander en maître, vous serez obéi.

Le beau idéal de la médecine, il est inutile de le dire, serait de soulager immédiatement les malades; mais comme la chose n'est pas toujours aisée, on doit y porter toute son attention et s'enquérir au plus vite du mal qui les assiège. Si le médecin est assez heureux pour saisir l'indication précise et la remplir d'une manière efficace, sa cause est gagnée et la confiance du malade lui est acquise à tout jamais. Ces bonnes fortunes sont rares, surtout en médecine, où la plupart des maladies graves ne marchent et ne décroissent qu'avec une lenteur quelquefois désespérante.

Nous venons de dire qu'il fallait rechercher avec soin le mal qui assiége le patient ; mais, cela fait, il faut de plus calmer ses craintes et détruire ses appréhensions. Dans quelques circonstances graves, il faut avoir beaucoup de présence d'esprit pour surmonter l'effroi qui le domine.

Dans bien des cas, il faut savoir écouter patiemment le récit de longues souffrances, et si l'historien devient par trop diffus, ce qui n'arrive, hélas! que trop souvent, tâchez de l'amener délicatement à se laisser interroger.

Soyez patient et doux, ne rudoyez jamais vos clients, encore moins vos clientes ; car, pour le dire en passant, les femmes, dans les grandes villes particulièrement, font souvent la fortune des médecins.

Il faut surtout ménager et peser vos paroles, car le malade les saisit au vol, les commente, les interprète à sa manière, et le médecin est souvent effrayé de la perspicacité de son client. Enfin, ne brusquez jamais de chastes susceptibilités. Nous vous conseillons, du reste, de n'employer, pour persuader vos malades, que le langage de la conversation ; évitez surtout les mots techniques, les descriptions de maladies, d'opérations.

Surtout n'allez pas faire une leçon à celui qui vous demande du soulagement, car il pourrait vous dire ce que l'enfant prêt à sombrer sous l'eau disait au pédant qui le sermonait.

Ces considérations, que j'abrége, mais auxquelles il serait facile de donner plus de développement, suffiront, je pense, pour vous faire comprendre l'esprit qui doit vous diriger dans vos premiers rapports avec les malades.

Ces préliminaires accomplis, vous devez rechercher quelles sont les conditions physiologiques dans lesquelles se trouve l'être souffrant. Le sexe, l'âge, la constitution, le tempérament vous fourniront tout d'abord ce que j'appellerai des renseignements à *priori*, renseignements qui, tout en fixant votre attention sur les maladies que comportent les conditions physiologiques que nous venons d'énumérer, éloigneront à l'instant même de votre esprit les affections morbides qui leur sont incompatibles. Et veuillez bien remarquer que cette opération mentale se produit sans que la réflexion ait l'air d'y prendre part ; c'est presque un phénomène d'intuition, ou plutôt c'est l'application instantanée de la méthode d'exclusion à la recherche des causes des maladies (1).

Ai-je besoin de vous citer des exemples à l'appui des déductions qui précèdent ? Non, sans doute, car vous avez appris de votre maître en pathologie générale, que l'âge, la constitution, le tempérament, etc., étaient autant de causes prédisposantes à telle ou telle maladie.

Je viens de nommer les *causes prédisposantes ;* permettez-moi, à ce sujet, d'ouvrir une parenthèse pour vous dire un mot de ce que l'on nomme *la prédisposition,* expression qu'il ne faut pas tout-à-fait confondre avec les causes prédisposantes. Je vous dirai tout-à-l'heure en quoi diffèrent entre elles ces deux choses.

Voici donc la définition que je proposerais d'adopter afin de bien saisir et de bien comprendre ce que l'on entend par ce mot : *prédisposition.*

Dans son acception la plus étendue, dirais-je, il exprime cette faculté, ou mieux encore, cette aptitude de certains sujets à contracter telle maladie plutôt que telle autre. Dans un sens plus restreint, cette aptitude ne se manifeste qu'incidemment dans le cours des maladies, par l'accentuation plus ou moins marquée de certains symptômes.

Voici quelques exemples à l'appui de cette définition :

Sous l'influence d'une cause identique, le froid humide, par exemple, tel individu *contractera une pneumonie,* tel autre une fièvre catarrhale, etc. ; c'est là la prédisposition dans son sens le plus large.

Dans son sens le plus restreint, les exemples sont plus faciles à trouver. C'est ainsi que dans les fièvres éruptives, les phénomènes prodromiques peuvent varier d'intensité, de durée, manquer même quelquefois.

En vertu de quelle loi se produit la prédisposition ? Pourquoi

---

(1) La méthode d'exclusion, en médecine, consiste à exclure successivement, ou, pour mieux dire, à mettre de côté, après les avoir attentivement interrogés, les organes qui ne manifestent aucune souffrance et qui ne présentent aucune altération fonctionnelle ou pathologique. Cette méthode offre un si grand avantage dans la recherche de certains diagnostics obscurs, qu'on doit l'avoir toujours présente à l'esprit lorsqu'on questionne les malades.

une maladie envahit-elle tel organe plutôt que tel autre? Questions obscures auxquelles il nous est impossible de répondre catégoriquement, mais dont les considérations d'âge, de sexe, de tempérament, de sensibilité surtout, nous donnent une explication suffisante en attendant que la physiologie pathologique, cette science qui n'est encore qu'un être de raison, vienne nous donner le mot de l'énigme et nous faire connaître ce *quid ignotum* qu'on appelle la *prédisposition*. Grand mot, grande chose, à l'aide de laquelle nous pouvons nous rendre compte de l'infinie variété que présente la même maladie. Grand mot, disons-nous, dont nous ne pourrions plus nous passer, et, pour parodier une célèbre pensée de Voltaire, mot qu'il faudrait inventer s'il n'existait pas.

De ce que nous venons de dire découle nécessairement la différence qui existe entre *la prédisposition* et *les causes prédisposantes*. Ces dernières sont produites par les agents extérieurs, tandis que la prédisposition est inhérente à l'individu.

Nous fermerons ici la parenthèse et nous reviendrons, si vous le voulez bien, aux moyens propres à vous guider dans la recherche du diagnostic des maladies.

Les antécédents de famille, dont vous ne devez pas négliger de vous enquérir, vous fourniront aussi des indications précieuses qui vous permettront de donner, si j'ose le dire, plus de profondeur et plus de certitude à votre diagnostic. Car la raison et l'expérience de tous les âges, nous ont appris que beaucoup de maladies, sortes de taches originelles, pouvaient se transmettre d'individu à individu, de famille à famille, de génération à génération.

Malheureusement, ce point de philosophie médicale n'a pas encore été traité magistralement, et il ne le sera probablement jamais, car la science ne possède pas les faits qui pourraient servir de base à un semblable travail.

On peut bien, il est vrai, recueillir l'histoire des différentes maladies que tel ou tel individu a éprouvées depuis sa naissance jusqu'à sa mort; mais dès l'instant où l'on voudra étendre les investigations à toute une famille, à toute une génération, la difficulté deviendra insurmontable; et pourtant, ce ne serait qu'à l'aide d'une succession d'observations semblables que l'on pourrait connaître le mode et les conditions de transmission de certaines maladies, les transformations que les cachexies diverses subissent en passant d'un individu à un autre individu, d'une génération à une autre génération, enfin, les modifications que le changement de condition des familles peut imprimer aux maladies héréditaires.

Vous n'aurez garde de négliger dans vos recherches les causes morbides tirées des positions diverses dans lesquelles se trouvent vos malades, des professions qu'ils exercent ou des arts qu'ils cultivent.

Dans une de nos précédentes leçons de rentrée, nous nous sommes étendu fort longuement sur l'influence qu'exercent les variations atmosphériques sur la production des maladies, nous n'en dirons donc rien aujourd'hui, nous réservant de vous rappeler, chaque fois que l'occasion se présentera, l'action puissante de cette influence sur la nature, la durée de l'intensité de certains états morbides.

Après avoir ainsi recueilli, en quelque sorte en dehors des malades, les éléments historiques qui doivent guider le médecin dans la recherche du diagnostic, on doit interroger les organes, rechercher celui d'entr'eux qui souffre, depuis quel temps il souffre et comment il souffre.

Nous l'avons dit, nous l'avons répété bien souvent : pour obtenir de cet examen tout le fruit possible, il faut procéder avec ordre, avec méthode. S'enquérir avant toutes choses, et autant que cela est possible, de l'organe primitivement affecté. On étudie ensuite et l'on note avec soin les dérangements de ses fonctions et les changements qu'ont subis les phénomènes qui président à leur régularité physiologique.

La lésion principale bien constatée, on doit surveiller attentivement l'apparition des sympathies morbides, de ces liens mystérieux dont nous ignorons l'essence, mais dont l'observation attentive des faits nous révèle chaque jour la réalité. Les sympathies nous démontrent les rapports intimes qui existent entre les actions de deux ou plusieurs organes plus ou moins éloignés; elles nous démontrent aussi que l'affection du premier peut se transmettre secondairement des uns aux autres, et successivement.

La connaissance des sympathies qui existent entre les divers organes de l'économie est une étude à laquelle le médecin doit s'appliquer constamment, car elle porte une grande lumière dans la recherche des causes et du siège des maladies, et surtout dans l'appréciation du lieu vers lequel on doit diriger les moyens thérapeutiques.

Mais si la connaissance et l'étude approfondie des sympathies est nécessaire pour arriver au diagnostic des maladies aiguës, elle a une bien autre importance pour arriver à celui des maladies chroniques. En effet, toutes les fonctions sont solidaires l'une de l'autre : si l'une souffre, l'autre ne tarde pas à souffrir, et il arrive fréquemment que la souffrance primitive s'efface, disparaît même devant l'expression sympathique qui la suit. En d'autres termes, la souffrance sympathique a remplacé la maladie primitive et se montre parfois plus redoutable que la lésion qui l'a provoquée.

Mais là ne se borne pas toujours la difficulté, car le problème devient bien autrement complexe dès l'instant où la lésion secondaire réveille, à son tour, les sympathies qui lui sont propres et s'efface elle-même devant un nouvel appareil de symptômes.

Nous tâcherons, toutes les fois que nous le pourrons, de mettre sous vos yeux des exemples à l'appui des considérations pratiques que nous venons de formuler; car ce n'est qu'au lit du malade que vous pourrez bien saisir ce qu'elles présentent d'obscur, d'abstrait même.

L'art d'interroger les malades ne consiste pas seulement dans la recherche, ou si vous l'aimez mieux, dans l'histoire des causes générales ou particulières des maladies. Cette partie de l'art n'en est, en quelque sorte, que la partie spéculative.

Il en est une autre qui, ayant pour objet la détermination des signes à l'aide desquels les organes manifestent leur souffrance, peut en être considérée comme la partie matérielle : c'est celle dont nos sens sont appelés à formuler les éléments.

Ne croyez pas, Messieurs, d'après cette énonciation, que cette partie de la science soit facile à acquérir; quoique du ressort des sens, elle réclame de la part de l'observateur un examen sérieux, une attention soutenue, quelquefois une très grande perspicacité. C'est toute une éducation à faire, c'est un alphabet que vous devez apprendre, et c'est encore, encore et toujours, au lit du malade, *dans le grand livre de la nature*, comme disait Chaussier, que vous devez épeler les mots de la langue du diagnostic.

Pour ne pas perdre de temps, habituez-vous bien vite à reconnaître les modifications infinies que les divers états morbides impriment à nos organes. *La vue* vous indiquera les altérations de situation, de forme, de couleur et quelquefois même celles de mouvement; *le toucher* vous rendra compte de la dureté ou de la mollesse des parties malades, de l'état de leur sensibilité, de leur changement de température; il vous permettra d'en apprécier l'état de sécheresse ou d'humidité ; enfin, c'est par lui que vous percevrez les nombreuses altérations que subit, dans le cours des maladies, le rhythme du pouls ; *l'odorat*, que Buffon appelle *le sens du sentiment*, vous révélera, par la délicatesse de ses impressions, les émanations odoriférantes plus ou moins viciées à l'aide desquelles vous reconnaîtrez les plus graves lésions ; *l'ouïe*, l'organe immédiat de l'intelligence, et que Platon appelait le *sens de l'âme*, vous mettra directement en rapport avec le malade, qui vous racontera ses douleurs avec une énergie telle, que la science, pour mieux peindre les maux qui nous affligent, a dû se servir dans ses descriptions du style imagé que l'excès du mal pouvait seul inventer.

De même que la voix de l'homme en santé, le cri de nos souffrances a sa gamme dont l'ouïe saisit instantanément les nuances infinies ; à ce point que dans certaines affections l'expression du cri est telle, que l'oreille qui le perçoit ne peut plus l'oublier.

Le sens de l'ouïe, appliqué à la diagnose des maladies des organes de la circulation et de la respiration, vous fournira, en outre, un des plus puissants moyens d'investigation dont la science moderne a doté l'art de guérir.

Enfin, Messieurs, *le goût*, celui des cinq sens à l'aide duquel l'homme apprécie les saveurs, nous apportera aussi son contingent de preuves dans la détermination de certains états pathologiques.

Toutefois, la puissance de nos organes sensoriaux ayant ses bornes, il est plusieurs problèmes diagnostiques que nous ne serions jamais parvenus à résoudre si nous n'avions pas demandé aide et secours à certaines lois de la physique. L'optique, en armant notre œil d'appareils ingénieux, nous a permis, tantôt de reconnaître jusqu'au fond de l'orbite un certain nombre de lésions qui, jusqu'à ces derniers temps, avaient échappé à l'observation des ophthalmologistes ; tantôt de déterminer la nature de certaines maladies cutanées dont l'essence était jusqu'alors demeurée inconnue ; tantôt d'étudier les altérations moléculaires de nos humeurs, ou bien de nous renseigner sur les caractères microscopiques des dégénérescences organiques.

Tout récemment encore, M. Czermack, de Pesth, a doté la science d'un instrument ingénieux qui permet à l'observateur de voir l'épiglotte, l'intérieur du larynx et de la trachée et même l'origine des bronches ; cet instrument, appelé surtout à rendre de grands services dans les affections syphilitiques du larynx, se nomme le *Laryngoscope*.

Certaines lois de l'acoustique ont provoqué l'invention de plusieurs instruments qui ont agrandi le champ de l'observation clinique. Vous devinez que nous voulons parler du sthétoscope et du plessimètre. Les admirables découvertes d'Avenbrugger et de Laënnec, perfectionnées par des hommes dont les noms et les livres sont en quelque sorte populaires, ont presque, à elles seules, par leurs merveilleuses applications, étendu le cercle des indications et élevé ainsi le degré de certitude en médecine.

Cependant n'oublions pas, dit M. Andry (1), « que, si pré» cieuses que soient réellement ces deux méthodes, elles peuvent » être et seraient, en effet, bien fréquemment insuffisantes ; sans » le concours des autres moyens de diagnostic, et que de même » qu'elles se prêtent l'une à l'autre un appui réciproque et souvent » nécessaire, de même aussi elles réclament impérieusement l'as» sistance de toutes les branches de la séméiologie ».

Mais nous nous arrêtons ; car s'il fallait énumérer un à un les services que rendent et qu'ont rendu à la science du diagnostic les différentes branches des sciences physiques et naturelles, nous dépasserions le but que nous voulions atteindre et nous nous éloignerions inconsidérément, et sans profit pour vous, du cercle dans lequel nous devons nous renfermer.

Du reste, en vous indiquant, dans cette courte instruction, quelques-uns des moyens propres à vous rendre plus facile l'étude de la clinique, nous n'avons eu d'autre prétention que de placer quelques jalons sur le chemin que vous devez parcourir.

Les préceptes sur lesquels je viens d'appeler un instant votre attention, ont, vous le comprendrez mieux plus tard, une très grande importance ; vous les trouverez consignés çà et là dans les ouvrages dogmatiques aussi bien que dans les ouvrages de clinique élémentaire ; on pourrait même, tant ils sont l'expression de la vérité, les appeler les banalités de la médecine. Ils sont, en effet, pour elle, ce que sont les proverbes pour la morale : le fruit de la sagesse des nations.

Nous venons de mettre sous vos yeux les éléments divers propres à vous guider dans la recherche du diagnostic. Mais le diagnostic ne constitue pas, à lui seul, toute la clinique. Il sert, vous le savez,

(1) *Manuel pratique de perc. et d'auscult.*, Préface.

à reconnaître le siége et la nature des maladies; il ne nous apprend pas à les traiter.

La partie de la clinique, ou plutôt de la *médecine clinique* propre à atteindre ce but, est ce que l'on nomme en pathologie générale, *l'indication*, du verbe *indicare*, indiquer. C'est le nom qu'on impose ordinairement à une réunion donnée de symptômes qui réclament telle ou telle médication pendant le cours d'une maladie.

Un exemple vous fera comprendre plus facilement que cette définition ce qu'on entend par *indication* : Vous êtes appelé auprès d'un malade, d'une constitution robuste, atteint d'une douleur de côté, accompagnée de difficulté de respirer, de toux, d'expectoration sanglante; son pouls est plein, dur, fréquent, la chaleur de la peau est vive, mordicante; que ferez-vous? Vous saignerez votre malade, et vous ferez bien, car l'indication est précise, elle est *fondamentale*.

Dans d'autres circonstances, l'indication devient *accessoire ;* par exemple, lorsqu'un ensemble de symptômes, d'une importance secondaire, apparaît dans le cours d'une maladie quelconque : tels seraient dans un cas d'aménorrhée, les spasmes et les mouvements convulsifs qui indiqueraient l'emploi des anti-spasmodiques; dans certains cas, la maladie change de caractère ou présente dans son cours un ou plusieurs épiphénomènes : tels sont, par exemple, les douleurs pleurétiques qui surviennent chez les phthisiques, et que l'on combat soit par l'application de quelques sangsues, soit par des révulsifs puissants, etc.

L'indication devient alors *occasionnelle* ou *éventuelle*. Cette sorte d'indication se présente fort souvent dans la pratique et peut acquérir une grande importance. Dans certaines maladies, elle n'offre qu'un simple accident passager ; dans d'autres, elle constitue une nouvelle maladie qui fait disparaître pour un temps les symptômes de l'affection primitive. C'est ainsi que nous avons vu l'année dernière, dans les différents services de médecine, chez les hommes et chez les femmes, quelques malades qui, à la suite d'affections rhumatismales, furent atteints d'hydro-péricardites graves qui motivèrent de nouvelles et d'impérieuses indications.

Toutes les fois qu'on manque de détails suffisants sur une maladie, toutes les fois que l'étiologie est obscure, — malheureusement cela n'arrive que trop souvent, — il est impossible de déduire l'indication *fondamentale ;* on ne peut alors que marcher au hasard en combattant les symptômes les plus saillants et les plus redoutables ; c'est ce qu'on appelle remplir une indication *symptomatique*, ou faire la médecine du symptôme.

Le médecin se trouve réduit à cette fâcheuse extrémité dans un grand nombre d'affections douteuses, obscures, ou très avancées, sur lesquelles il n'a point de renseignements positifs, ou dont la marche irrégulière et incertaine l'oblige à employer d'autres moyens que ceux qui semblaient d'abord indiqués.

Ajoutons bien vite que dans les conditions sociales où nous vivons, les cas de cette nature sont rares, même dans les hôpitaux, refuge ordinaire de l'extrême misère et de l'abandon le plus absolu.

Vous le devinez, Messieurs, pour établir les indications d'une manière certaine, et surtout les *indications fondamentales*, il faut connaître, au préalable, l'histoire complète de la maladie que l'on est appelé à traiter ; celui-là seul, dit Sydenham, saisira ces indications, qui suivra attentivement la marche successive des maladies, en traçant cette histoire mentalement, verbalement ou par écrit. Mais c'est surtout sur les causes morbifiques qu'il faut porter son attention ; car, de leur connaissance ressort quelquefois l'indication la plus importante à remplir. Tous les hommes de génie ont formulé dans leurs ouvrages cette grande vérité. Haller, entre autres, frappé de l'importance de l'étiologie dans la pratique de notre art, s'écriait que ce n'était que par la connaissance des causes qu'on arrivait au véritable traitement d'une maladie. *Ille solus morbum curavit qui ejus causas cognovit, noscere enim causam morbi, est arcanum.* Ces vérités n'ont pas besoin de commentaire.

Je viens de vous indiquer d'une manière rapide ce qu'on entend par indication, les différences qu'elle présente, et les moyens généraux nécessaires pour l'établir. Ces quelques aperçus suffiront, je l'espère, pour vous prouver l'importance de cette partie de la clinique, susceptible, du reste, de grands développements ; il ne m'appartient pas d'insister plus longtemps sur cette question, qui rentre tout-à-fait dans le domaine de la pathologie générale.

Il est enfin, Messieurs, un troisième élément scientifique sur lequel je ne ferai qu'appeler votre attention, et que l'on pourrait considérer comme la troisième partie de la science clinique : c'est la thérapeutique, cette branche de la médecine qui s'occupe du traitement des maladies, de la manière d'administrer les médicaments et des effets qu'ils produisent.

Voilà donc notre route toute tracée : reconnaître à l'aide du diagnostic les différentes maladies qui s'offriront à notre observation ; en saisir les indications diverses ; d'après ces indications formuler un traitement méthodique dont nous constaterons l'efficacité ou les insuccès, et enfin, quand cela nous sera permis, rechercher sur le cadavre les altérations organiques qui ont déterminé la mort. Telles sont les considérations importantes que nous prendrons pour base de nos études cliniques.

Le plan, ou plutôt la méthode que je viens de vous exposer en peu de mots, je me propose de le suivre invariablement, soit au lit du malade, soit dans les conférences, soit dans les leçons orales. Mais, vous le comprenez, si j'accomplis ma tâche consciencieusement, si je remplis les conditions qu'elle m'impose, je dois exiger de vous les mêmes efforts et la même persévérance : car, si votre zèle se ralentit, si je ne trouve pas chez vous cette ardeur au travail qui fait surmonter les grandes difficultés de l'art et qui doit être l'apanage de la jeunesse studieuse, vous découragerez ma bonne volonté et, comme on le dit vulgairement, nous ferons de la mauvaise besogne.

Ces conseils, que me dicte l'intérêt que je prends à vos études, sont le fruit d'une longue expérience, et je pleure amèrement chaque jour les heures que, dans ma jeunesse, j'ai prodigalement dépensées à ne rien faire ou à faire des riens, ce qui revient au même. Croyez-moi, jeunes gens, épargnez à votre âge mûr des regrets superflus.

En terminant cette leçon, qui a le double but de vous servir de prolégomènes aux études cliniques, et de vous faire connaître le plan que nous nous sommes déterminé à suivre, permettez-nous de vous rappeler, en d'autres termes toutefois, ce que nous vous disions en commençant : Si *l'art est long*, la science clinique n'est pas infinie, et tout professeur, quelque mérite qu'on lui suppose, doit inévitablement remonter de temps en temps ce que j'appellerais son rocher de Sisyphe, si votre ardeur au travail et les progrès que nous espérons de vous ne venaient alléger le fardeau de l'enseignement et récréer de temps en temps la longueur et l'aridité du chemin.

Novembre 1861

QUESTIONNAIRE CLINIQUE

Hôtel-Dieu Saint-Jacques de Toulouse

Entré le _____ 186 Sorti le _____ 186

Salle _____ N° _____

Nom _____ Prénoms _____

Age _____ État-civil _____ Profession _____

Diagnostic _____

HISTORIQUE DE LA MALADIE

ÉTIOLOGIE

Causes prédisposantes générales :

1° MALADIES RÉGNANTES

2° CONSTITUTIONS
{
  rachitique
  très grêle
  ordinaire
  belle conformation
  absence d'indications
}

3° TEMPÉRAMENTS
{
  lymphatique
  nerveux
  lymphatique-nerveux
  nervoso-sanguin
  lymphatique-sanguin
  sanguin
  mixte
  non déterminé
}

Causes prédisposantes idiosyncrasiques

1º Antécédents de famille

Hérédité
{
père
mère
frères
}

2º Antécédents propres au malade

Âges critiques
{
dentition
puberté
âge adulte
ménopause
vieillesse
}

3º Maladies de l'enfance

Variolé

Vacciné

Rachitis (souffle encéphalique)

Antérieures à l'état actuel

Contagieuses, épidémiques

4º Forme extérieure des cavités splanchniques

Tête
{
grosse
petite
ronde
carrée
allongée
}

Hétéromorphie d'ensemble

Thorax

long
court
large
étroit
bombé
aplati
hauteur des épaules
— des mamelons
projection du moignon des épaules

mensuration
- totale
- moyenne
  - à droite
  - à gauche

Hétéromorphie de détail

omoplates
clavicules
sternum
côtes
rachis

Abdomen

long
court
vaste
retréci
proéminent
rétracté

Forme des membres

EXTRÉMITÉS THORACIQUES
    mains
    ongles
EXTRÉMITÉS PELVIENNES
    pieds
    ongles

Causes accidentelles $\left\{\begin{array}{l}\text{occasionnelles ou insuffisantes}\\[4pt]\text{suffisantes ou déterminantes}\end{array}\right.$

4° REFROIDISSEMENT

2° EXCÈS DE TOUS GENRES $\left\{\begin{array}{l}\text{de travail}\\ \quad\text{(sa durée)}\\ \text{vénériens}\\ \text{de masturbation}\\ \text{alcooliques}\\ \text{marche forcée}\end{array}\right.$

3° ALIMENTATION $\left\{\begin{array}{l}\text{bonne}\\ \text{mauvaise}\\ \text{suffisante}\\ \text{insuffisante}\end{array}\right.$

4° HABITATION

5° SUPPRESSION $\left\{\begin{array}{l}\text{d'hémorrhagie}\\ \text{d'exanthèmes}\\ \text{d'affections cutanées}\\ \text{d'exutoire}\\ \text{d'habitudes}\end{array}\right.$

TRAITEMENTS ANTÉRIEURS

ÉTAT DU MALADE LORS DE SON ENTRÉE A L'HOPITAL.

DÉCUBITUS

Faciès
- face
- teint
- cheveux et sourcils
- yeux
- paupières
- narines
- oreilles

Examen des organes et de leurs fonctions

1° FONCTIONS

Digestives

- bouche
  - sèche
  - pâteuse
  - mauvaise, etc.
- voile du palais
- larynx
- amygdales
- lèvres
- dents
- gencives
- langue, salive
- lésions du goût
  - soif
  - inappétence ou anorexie
  - dégoût, etc., etc.
- abdomen — percussion ou plessimetrie, palpation
- épigastre — auscultation, mensuration
- fonctions de l'estomac
- — du tube digestif
- intestin grêle
- — gros

selles
- nulles, constipation
- abondantes
- diarrhée
- dévoiement

caractères physiques
- dures
- molles
- liquides
- sanguinolentes
- bilieuses
  - blanches ou décolorées
  - jaunes
  - vertes
  - noirâtres
- muqueuses

2º FONCTIONS.

narines

types de la respiration $\left\{\begin{array}{l}\text{costo-supérieure} \\ \text{— inférieure} \\ \text{— abdominale}\end{array}\right.$

respiration $\left\{\begin{array}{l}\text{libre} \\ \text{gênée} \\ \text{haute} \\ \text{courte} \\ \text{lente} \\ \text{fréquente} \\ \text{régulière} \\ \text{irrégulière}\end{array}\right.$

chiffres d'inspirations

Percussion

en avant $\left\{\begin{array}{l}\text{à droite} \left\{\begin{array}{l}\text{en haut} \\ \text{en bas}\end{array}\right. \\ \text{à gauche} \left\{\begin{array}{l}\text{en haut} \\ \text{en bas}\end{array}\right.\end{array}\right.$

en arrière $\left\{\begin{array}{l}\text{à droite} \left\{\begin{array}{l}\text{en haut} \\ \text{en bas}\end{array}\right. \\ \text{à gauche} \left\{\begin{array}{l}\text{en haut} \\ \text{en bas}\end{array}\right.\end{array}\right.$

résonnances particulières.

son tympanitique

Auscultation

exagération du bruit respiratoire

affaiblissement du bruit respiratoire

Respiratoires

Respiratoires

caractères de la respiration
- souple
- soyeuse
- moelleuse, veloutée
- sèche
- humide
- rude
- continue
- saccadée
- puérile
- . . . . .

caractère des deux temps
- inspiration
- respiration

bruits anormaux

râles
- secs ou vibrants, sibilants, etc.
- humides ou bullaires
  - crépitant
  - s. crépitant ou muqueux
  - caverneux
  - trachéal

souffles
- bronchique
- caverneux
- amphorique

voix
- bronchique ou bronchophonie
- chevrotante ou égophonie
- amphorique
- caverneuse ou pectoriloquie
  - siège
  - étendue
  - caractères particuliers

toux
- fréquente
- facile
- difficile
- convulsive
- par quintes
- sifflante
- rauque
- croupale
- laryngée
- bronchique ou tubulaire
- caverneuse

facile

difficile

rare

abondante

Respiratoire — Expectoration — caractères physiques

forme
- roulés
- arrondis, globuleux
- aplatis, nummulaires

couleur
- blancs, opalins
- jaunes, jaunes verdâtres, noirâtres.
- sanguinolentes, rouillés { jus de pruneaux abricotés

pesanteur

densité
- visqueuse
- muqueuse
- aqueuse
- diffluente

odeur

aération

goût

. . .

3° FONCTIONS

Circulatoires

cœur
- intensité des battements
- leur irrégularité
- leur étendue
- leur nombre

bruits anormaux
- de râpe
- souffles divers { au 1er temps / au 2e temps

Circulatoires

- battement des troncs artériels
  - crosse de l'aorte
  - carotides, temporales
  - aorte ventrale
  - pouls
    - fort
    - faible
    - dur
    - mou
    - souple
    - fréquent
    - lent
    - régulier
    - irrégulier
    - nombre de pulsations
- Examen du sang
  - caractères physiques
    - rouge
    - noir
    - séreux
    - couenneux
    - . . . . . .
    - liquide
    - en caillots
- Examen microscopique
  - globules rouges
  - globules blancs
  - . . . .
- circulation lymphatique
- état du péricarde

4º FONCTIONS DE LA PEAU.

1º Couleur
- pâle
- livide et noire
- bronzée
- bleuâtre, cyanose
- rouge
- jaune

2º Température
{
chaleur
{
habituelle
moite
brûlante
acre
vive
mordicante
}

sécheresse
aridité
froid

Sueurs
{
nulles
modérées
abondantes
}
caractères physiques
{
chaudes
froides
visqueuses
gluantes
leur odeur
alcalines
acides
}

Éruptions
{
sudamina
taches
ccchymoses, etc., etc.
}

5º VOIES URINAIRES

Urines
{
abondantes
rares
limpides
claires
citrines
jumenteuses
sédimenteuses
{
rosées
briquetées
bourbeuses
}
sanguinolentes
rouges
jaunes
noires
purulentes
fournissant à l'analyse
{
de l'acide urique
de l'albumine
du glycose
du pus
du muco-pus
}
}

6° Fonctions génitales

Etat des organes sexuels

    chez l'homme

    chez la femme $\left\{\begin{array}{l}\text{menstruation}\\\text{aménorrhée}\end{array}\right.$

    . . . . . .

Fonctions intellectuelles $\left\{\begin{array}{l}\text{idées tristes}\\[4pt]\text{abattement}\\[4pt]\text{loquacité}\\[4pt]\text{. . . . . .}\\[4pt]\text{. . . . . .}\end{array}\right.$

Fonctions du cerveau $\Bigg\{$

irritabilité

agitation

convulsions $\left\{\begin{array}{l}\text{toniques}\\\text{cloniques}\end{array}\right.$

sommeil $\left\{\begin{array}{l}\text{insomnie}\\\text{somnolence}\\\text{assoupissement}\\\text{coma}\\\text{carus}\end{array}\right.$

délire $\left\{\begin{array}{l}\text{rêvasseries}\\\text{sub delirium}\end{array}\right.$

état de veille

céphalalgie

douleurs névralgiques

syncopes

    . . . . .

TRAITEMENT

préventif

prophylactique

curatif

spécifique

N. B. Depuis deux ans que notre École de médecine distribue des prix de clinique, nous avons pu constater les progrès de nos élèves dans l'art d'interroger les malades et dans la manière de prendre des observations. Parmi les moyens qui ont amené cet heureux résultat, nous signalerons l'usage du *Questionnaire clinique*, qui permet aux élèves de prendre seuls, au lit des malades, les observations les plus complexes.

D.-B.

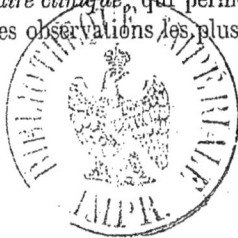

Toulouse, imprimerie J. Pradel et Blanc, place de la Trinité, 12.

168

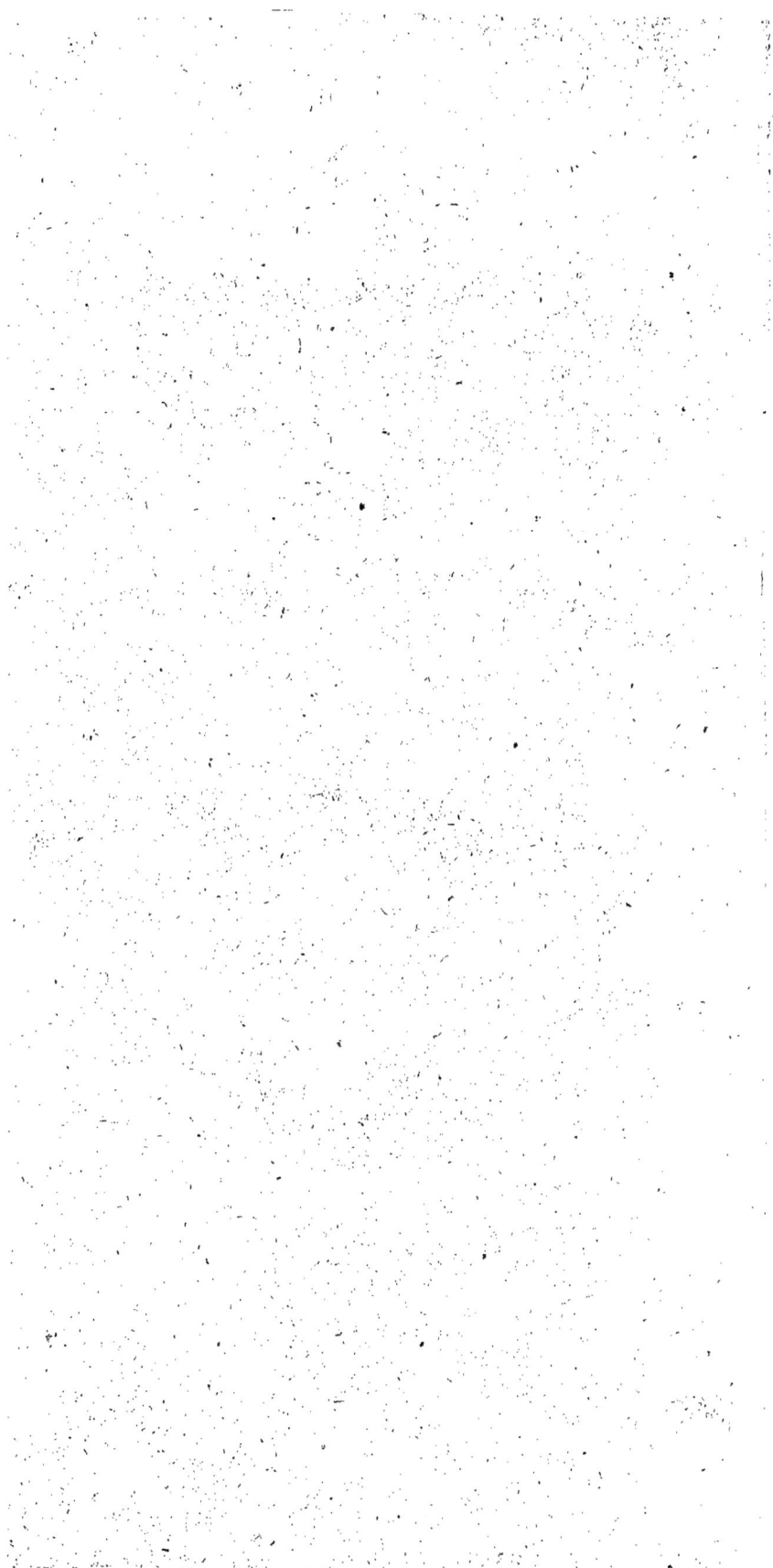

www.ingramcontent.com/pod-product-compliance
Lightning Source LLC
Chambersburg PA
CBHW060511200326
41520CB00017B/4989